Schüßler Salze

Gesund und natürlich abnehmen

von Tiago Weiland

Inhalt

Vorwort

Ein paar Kilo weniger auf den Rippen – wer träumt nicht davon? Mit Übergewicht plagen sich mittlerweile sehr viele Menschen herum – mal mehr und mal weniger. Im Zeitalter von Fertiggerichten in Kombination mit viel zu wenig Bewegung aufgrund häufig sitzender Tätigkeiten im Job, ist das eigentlich auch kein Wunder. Unser Essen ist viel zu fett-, zucker- und somit auch zu kalorienhaltig.

Und wer kennt das nicht: Man versucht eine Diät nach der anderen und ist am Ende nicht schlanker, sondern nur eins: gefrustet, weil sie, genau wie die anderen Diäten, einfach nicht anschlägt. Oder aber weil leider schon kurz danach der berühmt-berüchtigte Jo-Jo Effekt wieder einsetzt und somit die verlorenen Pfunde schneller wieder zurückkehren, als es einem lieb ist. Dabei wäre es doch so schön, wenn die Abnehmversuche endlich von Erfolg gekrönt wären...

Eine zuverlässige Methode, mit der man gesund und dauerhaft abnimmt, ist und bleibt für viele Menschen ein unerfüllter Traum – oder?

In diesem Buch geht es daher nicht um die x-te neue, Erfolg versprechende Diät, sondern vielmehr darum, ob und wie man unterstützt durch Schüssler Salze auf ganz natürliche Weise abnehmen kann. Eine Wunderkur ist es zwar ganz sicher nicht, aber es gibt durchaus positive Erfahrungsberichte, die untermauern, dass Abnehmen mithilfe von Schüssler Salzen durchaus zum Erfolg führen kann – vorausgesetzt, man beachtet einige Regeln.

Du hast noch nie etwas von Schüssler Salzen gehört? Dann wird es höchste Zeit. Du hast schon erste positive Erfahrungen mit Schüssler Salzen gemacht und bist nun neugierig auf weitere Anwendungsmöglichkeiten? Dir wurden Schüssler Salze empfohlen? Oder du bist einfach neugierig und generell offen für neues? Dann ist dieses Buch hier genau das Richtige für dich!

Schüßler Salze

Was genau sind eigentlich Schüßler Salze?

Schüssler Salze sind in den letzten Jahren immer beliebter geworden. Man sucht vermehrt nach Alternativen zur Schulmedizin und den damit im Zusammenhang stehenden „normalen", chemischen Medikamenten. Auch wenn dies nicht alle Schulmediziner für gut befinden, gibt es durchaus Argumente und Befürworter von alternativen Heilmethoden, zu denen auch die Schüssler Salze zählen. Dennoch wissen die wenigsten Menschen ganz konkret, was man damit anfangen kann, wofür sie genau gemacht sind, wo und wie sie helfen können und oftmals werden Schüssler Salze auch fälschlicherweise einfach mit Homöopathie in einen Topf geworfen. Dabei gibt es zwischen den beiden Methoden ganz klare Unterschiede, die im Nachfolgenden ausführlich erklärt werden.

Dr. Schüßler - der Entdecker der Schüßler Salze

Der Oldenburger Arzt und Homöopath Dr. Schüssler, der im 18. Jahrhundert lebte, entdeckte zum einen, dass Mineralsalze ausgesprochen wichtig sind für ein reibungsloses Funktionieren des menschlichen Körpers und zum anderen, dass genau diese Mineralsalze vom Körper am besten in homöopathischer Form aufgenommen werden können.

Man spricht von 12 bzw. 27 verschiedenen Schüßler Salzen

Laut Dr. Schüssler gibt es genau 12 Mineralsalze, die sowohl zellregulierende als auch aufbauende Funktion haben – und zwar jedes für sich auf eine etwas andere Art und Weise. Um die Mineralsalze aber in homöopathischer Form herstellen zu können, müssen diese zuerst verdünnt, d. h. potenziert werden. Hier gilt das, was generell in der Homöopathie gilt: je höher die Verdünnung, desto höher die Potenzstufe. Das bedeutet, dass die Potenzstufe D6 geringer verdünnt ist, als beispielsweise D12.

Generell war Dr. Schüssler der Meinung, dass alle Krankheiten durch einen bestimmten Mineralstoffmangel entstehen. Durch die Zufuhr der entsprechenden Salze in geringer Dosierung und in verdünnter Form kann eine Heilung erreicht werden. So zubereitet, werden die homöopathischen Wirkstoffe der Mineralsalze direkt über die Mundschleimhaut aufgenommen, somit können sie erst gar nicht in den Magen gelangen – das ist der Grund, warum man homöopathische Mittel immer im Mund zergehen lässt und nicht etwa herunterschluckt.

Insgesamt gibt es also 12 verschiedene so genannte Funktionsmittel, alle wurden von Dr. Schüssler entwickelt bzw. entdeckt. Genau diese Salze kommen im Übrigen alle miteinander überall auf der Erde vor und werden von unserem Körper auch benötigt.
Im Grunde genommen wird diese These auch von der modernen Medizin insoweit bestätigt, als dass auch hier bekannt ist, dass die menschliche Zelle für einen funktionierenden Stoffwechsel Kalzium, Kalium, Magnesium,

Eisen, Natrium und Silizium zwingend benötigt.

Darüber hinaus jedoch entdeckte man durch neue Erkenntnisse in der Biochemie und in der Homöopathie im Laufe der Zeit noch weitere 15 Salze bzw. Mittel, die man Ergänzungsmittel nennt. Angewendet werden sie exakt wie die Funktionsmittel, die Einsatzgebiete sind jedoch andere. Man spricht also meistens im Zusammenhang mit Schüssler Salzen von 12 oder auch 27 Mitteln. Mit den 15 Ergänzungsmitteln lassen sich die ursprünglichen 12 Schüssler Salze kombinieren, verstärken und verfeinern.

Warum die Verdünnung?

Ähnlich wie in der Homöopathie werden Schüssler Salze immer in verdünnten Potenzen angeboten. Das liegt daran, dass es für die Wirkung von großer Bedeutung ist, dass die jeweiligen Mineralstoffe in hoher Verdünnung in unseren Körper gelangen, damit die Moleküle direkt ins Zellinnere eindringen können, ohne den Umweg über den Magen zu nehmen. Von dort aus können sie den Körper nämlich am besten unterstützen. Und das ist am einfachsten in verdünnter Form möglich.

Während in der Homöopathie noch jede Menge andere Verdünnungen und Potenzen zum Einsatz kommen, beschränkt man sich bei den Schüssler Salzen zumeist auf zwei: die D6 und die D12 Potenz.

Was können Schüßler Salze bewirken?

Sie können beispielsweise bei Mineralsalzmangel einen Ausgleich schaffen. Denn ein derartiger Mangel könnte sich anhand von verschiedenster Auswirkungen bemerkbar machen. Mineralsalze, das heißt Schüssler Salze, geben Heilimpulse, die dabei behilflich sind, dass die Nährstoffe aus den Lebensmitteln vom Körper besser aufgenommen und verwertet werden und sie sorgen für eine optimale Zellernährung. Schüssler Salze stellen quasi einen Türöffner für die Zellen dar. Die Zellen werden dabei stimuliert und angeregt, ihren Mineralstoffhaushalt wieder auszugleichen. Die chemischen Abläufe innerhalb der Zelle werden reguliert und der Körper wird zur Selbstheilung angeregt.

Genau aus diesem Grunde war Dr. Schüssler auch der Ansicht, dass Mineralstoffmangel zu den unterschiedlichsten Krankheiten führt und im Gegenzug diese durch die Zugabe entsprechender Mineralien geheilt werden können.

Schüßler Salze sind keine Medikamente

Zwar sind Schüssler Salze leider noch nicht wirklich wissenschaftlich anerkannt, stoßen aber, genau wie die Homöopathie auch, als Alternative zur Schulmedizin auf großes Interesse. Bei Schüssler Salzen handelt es sich letztendlich ja nicht um Arzneimittel, sondern um Mineralstoffe, sprich um lebensnotwendige Substanzen, die keine Nebenwirkungen auf den menschlichen Körper haben. Auch die Wirkungsweise ist eine andere: Durch die verdünnte Gabe können die Mineralstoffe schnell aufgenommen werden und die

Selbstheilungskräfte werden aktiviert. Alles in allem also eine überaus sanfte Heilmethode.

Der Unterschied zwischen Schüßler Salzen und Homöopathie

Dr. Schüssler war nicht nur Biochemiker, er war auch Homöopath. Das legt natürlich nahe, Schüssler Salze und Homöopathie einfach über einen Kamm zu scheren. Und obwohl es tatsächlich durchaus Parallelen wie beispielsweise die Verabreichung in verdünnter Form gibt, ist die Wirkungsweise von beiden grundverschieden.

Deswegen distanzierte sich Dr. Schüssler insofern von der reinen Homöopathie, als dass diese davon ausgeht, dass gleiches durch gleiches geheilt werden könne. Das heißt, dass in der Homöopathie auch oft körperfremde Substanzen verwendet werden, was hingegen bei Schüssler Salzen eben nicht der Fall ist. Diese dem Körper fremden Substanzen setzen bei der Homöopathie im Organismus einen Reiz und helfen im günstigsten Fall bei der Heilung.

Bei der Anwendung mit Schüssler Salzen hingegen sollen Mängel ausgeglichen werden und somit wird genau das verabreicht, was fehlt. Die Salze sollen die Zellmembranen regenerieren und regulieren – ausgehend davon, dass jede Krankheit eine Folge von Mineralsalzmangel im Körper ist.

Außerdem werden in der Homöopathie ganz andere Potenzen verwendet: manchmal kommen auch 30-er oder 100-er Potenzen zum Einsatz, weiterhin gibt es auch C-Potenzen. Bei der Homöopathie kann es im Gegensatz zu den Schüssler Salzen zumindest bei einer Überdosis zu Nebenwirkungen kommen.

Kann man Mineralstoffe nicht in ausreichender Form durch die Nahrung zu sich nehmen?

Ja und nein. Sicherlich ist eine gute und ausgewogene Ernährung immer auch eine Grundlage für einen ausgeglichenen Mineralstoffhaushalt. Dennoch kann es immer mal wieder zu einem Engpass kommen, nämlich genau dann, wenn die Transportvorgänge nicht ablaufen wie gewünscht. Das führt dann möglicherweise zu einem Verteilungsproblem in den Zellen – und schon ist der Mineralstoffhaushalt im Ungleichgewicht. Außerdem spielen auch andere wichtige Faktoren wie Umwelteinflüsse, Krankheiten oder Verletzungen eine Rolle.
Dr. Schüssler formulierte das mit seinen eigenen Worten folgendermaßen: Der richtige Stoff ist nicht zur rechten Zeit am richtigen Ort, was zu einer Molekülverteilungs-Störung führt. Beispiel: Obwohl der Körper ausreichend Magnesium zu sich nimmt, steht es dem Muskel, wenn gerade Bedarf da ist, nicht zur Verfügung.

Fazit: Es kann zwar an der Ernährung liegen, wenn der Mineralstoffhaushalt nicht stimmt, es muss aber nicht so sein. Auch Menschen, die sich noch so gesund ernähren, können ein Mineralstoffdefizit aufweisen. Und dieses wiederum kann unter Umständen eben auch hinderlich sein, um dauerhaft abzunehmen.

Abnehmen mithilfe von Schüßler Salzen

Übergewicht? Damit stehst du nicht alleine da!

Du willst ein paar Kilo abnehmen – aus optischen Gründen oder auch deiner Gesundheit zuliebe, wer weiß? Fakt ist, dass du damit nicht alleine bist. Denn wie eingangs erwähnt, würden viele Menschen gerne ein bisschen abnehmen. Eben einfach so, dass man sich in der eigenen Haut wieder wohlfühlt, dass die Lieblingshose nicht mehr zwickt oder dass man im Sommer, ohne sich zu schämen den neuen Bikini im Schwimmbad tragen kann. Und eines ist auch klar: Übergewicht ist leider nicht nur ein Schönheits-Mangel, sondern oftmals auch ein Problem für die Gesundheit. Zu viele Kilos auf den Rippen, dass kann durchaus auch aus gesundheitlichen Aspekten negative Folgen haben. Übergewicht kann viele unliebsame Alltagskrankheiten wie beispielsweise Diabetes oder Herz-Kreislauferkrankungen begünstigen. Wer rank und schlank ist, fühlt sich oft wohler in seiner Haut und beugt zumindest einigen Krankheiten vor.^

Möglicherweise hast du auch schon diverse Diäten, mehr oder weniger erfolgreich hinter dich gebracht. Wenn diese Diäten immer wieder scheitern, ist die Frage nach dem Warum durchaus angebracht. Denn manchmal gibt es auch körperliche Gründe dafür, dass der Körper die lästigen Speckröllchen einfach nicht „loslassen" will – zum Beispiel einen trägen Stoffwechsel. Und genau hier setzt das Abnehmen mithilfe von Schüssler Salzen an!

Vielleicht ist die Variante, die dir hier in diesem Buch dargestellt wird, nämlich abnehmen mithilfe von Schüssler Salzen, ja tatsächlich genau das Richtige für dich.

Schüssler Salze sind also dazu da, verschiedene Mineralstoffmangel wieder auszugleichen. Was aber hat das alles jetzt konkret mit dem Abnehmen zu tun? Keine Sorge - du wirst den Zusammenhang nach der Lektüre der folgenden Kapitel sicherlich besser verstehen können. Du darfst gespannt sein!

Abnehmen mit Schüßler-Salzen – geht das?

Einfach nur Schüssler Salze einnehmen und dadurch die Pfunde purzeln lassen – so einfach ist es leider nicht. So verlockend es auch klingen mag. Schön wär´s! Aber es kommt natürlich auch darauf an, um wie viel Übergewicht es sich handelt. Auf jeden Fall gibt es durchaus ein einige Schüssler Salze, die die Sache mit dem Abnehmen doch zumindest unterstützen können.

Schüssler Salze – richtig angewandt – helfen dabei, den Stoffwechsel anzukurbeln und können einen eventuellen Mineralstoffmangel ausgleichen. Ein Mineralstoffmangel ist nämlich oftmals dafür verantwortlich, dass der Stoffwechsel zu langsam ist und das hormonelle Gleichgewicht aus dem Takt gerät. Das wiederum kann zu Heißhungerattacken führen - bei einer Diät ein denkbar schlechter Begleiter. Schüssler Salze können aber nicht nur den Stoffwechsel anregen, sondern unterstützen zugleich auch die Verdauung.

Außerdem ist Abnehmen immer auch eine psychische Angelegenheit. Schüssler Salze können dir insofern dabei helfen, dass sie die Psyche unterstützen – beispielsweise um gar nicht erst in ein psychisches Tief zu kommen, welches dann nämlich oftmals leider mit Schokolade und dergleichen bekämpft wird. Schüssler Salze können die Nerven stärken und die seelische Ausgeglichenheit fördern. Gerade wer sich mit beim Abnehmen schwer tut und zu viel isst, weil er unter Stress steht, könnte sich diesen Aspekt zunutze machen.

Alles in allem nochmal kurz zusammengefasst: Schüssler Salze helfen deinem Körper dabei, sich selbst zu helfen – auch beim Abnehmen.

Das Wichtigste: den Stoffwechsel aktivieren

Die optimale Diät zu finden, ist ausgesprochen schwierig – noch zumal jeder etwas anderes behauptet. Die Meinungen beim Thema Abnehmen gehen einfach zu weit auseinander und gut gemeinte Ratschläge reichen von „FdH" (auf gut deutsch „friss die Hälfte") über Dinner Cancelling (also abends am besten gar nichts mehr zu sich nehmen) bis hin zur Low Carb Diät, die aber wohl neuerdings durch einen ganz neuen Trend, nämlich die High carb Diät abgelöst wird. Nur: Ob diese Diäten wirklich alle dauerhaft etwas bringen, ist immer die Frage.

Und leider bleibt auch nach der x-ten Diät oft einfach erneut der Erfolg beim Abnehmen aus. Woran das konkret liegt, ist schwer zu sagen – denn es kann ganz unterschiedliche Gründe haben, warum dein Körper sich so massiv gegen den Fettabbau wehrt. Ein Grund davon ist möglicherweise ein schlecht funktionierender Stoffwechsel, der aus dem Gleichgewicht geraten ist.

Eines steht nämlich fest: ein schlechter Stoffwechsel, Übergewicht und Übersäuerung - diese drei Faktoren sitzen alle im selben Boot.

Deshalb ist es definitiv empfehlenswert, wenn du ein paar Kilo verlieren möchtest, deinen Stoffwechsel ein bisschen auf Trab bringst. Und genau dabei können dir Schüssler Salze tatsächlich ausgesprochen hilfreich sein. Denn praktischerweise handelt es sich bei Schüssler Salzen nicht um irgendeine Medizin und somit auch um keine Chemiekeule, sondern schlicht und einfach um Mineralstoffe.

Kurz gesagt: durch den Einsatz der richtigen Schüssler Salze bzw. der richtigen Kombination aus Schüssler Salzen – und darauf kommt es am meisten an - kannst du den Mineralhaushalt deines Körpers beeinflussen und den Stoffwechsel ankurbeln. Das wiederum ist beim Abnehmen definitiv hilfreich.

Mineralstoffmangel führt im Übrigen oft regelrechten Heißhunger nach sich, da der Körper versucht, durch Futtern alles wieder ins Lot zu bekommen – auch aus diesem Grund ist es mehr als einleuchtend, dass es gerade zum Abnehmen wichtig ist, den Mineralstoffhaushalt zu stabilisieren.

Mit Schüßler Salzen den Säure-Basen-Haushalt regulieren

Darüber hinaus können Schüssler Salze aber auch dabei hilfreich sein, den Säure-Basen Haushalt auszugleichen. Denn wenn das Gewebe permanent übersäuert ist, wird langfristig der Stoffwechsel blockiert. Ohne vernünftigen Stoffwechsel, das haben wir oben schon erfahren, ist Abnehmen schwierig bis unmöglich. Eigentlich also ein Kreislauf, den es zu durchbrechen gilt, wenn man beim Abnehmen langfristig Erfolg haben will.

Die richtigen Schüssler Salze helfen dabei, den Körper zu entschlacken und unterstützen ihn dabei, den Überschuss an Säuren auszuscheiden.

Welche Schüßler Salze empfehlen sich konkret zum Abnehmen?

Auf die richtige Kombination kommt es an!

Ganz wichtig: Um beim Abnehmen erfolgreich sein, ist es erforderlich, die richtige Kombination von Schüssler Salzen anzuwenden. Das allerdings ist gar nicht so einfach. Auch kann dafür hier in dem Buch keine allgemeingültige Empfehlung abgegeben werden. Am besten ist es, wenn du dich diesbezüglich mit einem erfahrenen Heilpraktiker in Verbindung setzt.

Es gibt allerdings ein paar Schüssler Salze, die eindeutig eine positive Auswirkung auf den Stoffwechsel haben und klassisch zum Abnehmen eingesetzt werden können – und diese wollen wir dir im Anschluss vorstellen. Du kannst diese Schüssler Salze untereinander kombinieren, es wird jedoch empfohlen, nie mehr als drei verschiedene gleichzeitig einzunehmen.
Oder du versuchst zuerst die Abnehm-Kur, die wir im Folgenden erläutern.

Eine Abnehm-Kur mit Schüßler Salzen

Bei einer Abnehm-Kur mit Schüssler Salzen gibt es drei Salze, die eine wichtige Basis für die Kur darstellen. Dabei handelt es sich um folgende Nummern:

1. Kalium chloratum, Nummer 4

Die Wirkung dieses Salzes Nummer 4 kann dabei helfen, Übergewicht abzubauen. Außerdem lindert es Heißhunger, es hilft dabei, Giftstoffe abzubauen und aus dem Körper auszuleiten.

2. Natrium phosphoricum, Nummer 9

Auch Natrium phosphoricum hilft, Übergewicht abzubauen und mindert sowohl den Heißhunger nach Zucker als auch nach Fett. Dazu wird das Durstgefühl auf Wasser verstärkt. Es hilft gegen Cellulite und unterstützt den Körper dabei, sowohl eine Übersäuerung zu minimieren als auch zu hohe Blutfettwerte zu senken.

3. Natrium sulfuricum, Nummer 10

Natrium sulfuricum lindert den Heißhunger, es baut Übergewicht ab und fördert zudem den Fettstoffwechsel. Des Weiteren hilft auch dieses Schüssler Salz dabei, den Durst zu verstärken, Giftstoffe im Körper abzubauen und zugleich wird die Verdauung angeregt; Cellulite wird minimiert und der Stoffwechsel angeregt.

Genau diese drei Schüssler Salze sind also echte Klassiker, wenn eine Gewichtsreduktion angestrebt wird.

Eine Kur mit genau diesen drei Schüssler Salzen kann beim Abnehmen helfen – wie gesagt: Eine Diät oder eine ausgewogene Ernährung ersetzen kann sie wohl nicht aber in Kombination mit gesunder Ernährung oder unterstützend bei einer Diät kann eine Kur mit Schüssler Salzen durchaus Erfolg versprechend sein.

Am Anfang der Kur ist es übrigens empfehlenswert, die Salze heiß zu sich zu nehmen (siehe auch unter Kapitel „heiße 7").

An den ersten Tagen der Kur werden von jedem der Schüssler Salze jeweils 3 Tabletten (Nr. 4, Nr. 9 und Nr. 10) in einem Glas mit heißem Wasser aufgelöst und langsam getrunken. Am besten, du nimmst dir dafür mindestens eine Viertelstunde Zeit, so dass du zugleich auch ein wenig entspannen kannst. Ganz wichtig: Die Tabletten müssen sich vollständig auflösen und umrühren solltest du keinesfalls mit einem Metalllöffel, sondern grundsätzlich mit einem Löffel aus Plastik. Durch das heiße Wasser kann dein Körper gleich eine große Menge an Mineralien aufnehmen – das Wasser sollte so heiß sein, dass du es gerade noch trinken kannst.

Am darauf folgenden Tag nimmt man 6-mal täglich je eine Tablette Nr. 4, Nr. 9 und Nr. 10 und lässt sie im Mund zergehen. Danach sollte unbedingt ausreichend getrunken werden, am besten Wasser. Auch ungesüßter Tee ist erlaubt. Dadurch werden nämlich die Giftstoffe aus dem Körper ausgeschwemmt - bei einer Abnehm-Kur immer ein wichtiger Aspekt.

Falls dir das sechsmalige Einnehmen über den Tag etwas zu viel erscheint – immerhin kann dabei auch schnell eine Einnahme vergessen werden - kannst du die Tabletten alternativ auch nur 3 Mal einnehmen, musst dann aber die Menge der Tabletten verdoppeln (also statt einer Tablette jeweils 2).

Danach, also ab dem 5. Tag, wird diese Dosis nur noch dreimal über den Tag verteilt eingenommen. Auch hierbei solltest du nie vergessen, danach ein komplettes Glas Wasser zu trinken. Natürlich immer erst dann, wenn die Tabletten sich im Mund aufgelöst haben, und das kann eine Weile dauern. Die Gesamtdauer einer solchen Abnehm-Kur dauert etwa 3 Wochen, meist sind die Tabletten-Röhrchen dann ohnehin leer. Die Kur kann aber bei Bedarf auch auf 6 Wochen verlängert werden.
Nach dieser Zeitspanne hat sich möglicherweise der Erfolg schon eingestellt - wer weiß?

Was kann man begleitend zu den Schüßler Salzen noch machen?

Ganz klar: sich gesund ernähren. Hierauf wird im letzten Kapitel des Buchs aber nochmal ausführlich eingegangen. Ebenfalls wichtig, man kann es nicht oft genug erwähnen, ist Trinken von reichlich Wasser oder alternativ Tee. Ideale Teesorten zum Abnehmen sind Grüner Tee, Mate-Tee und Brennnesseltee. Vor allem Mate-Tee ist ein echter Abnehm-Beschleuniger, da er meist Zimt enthält und dieser den Stoffwechsel in Gang bringt, zugleich aber den Appetit minimiert. Außerdem wirkt er blutzuckerregulierend und sorgt somit dafür, dass der Körper weniger Insulin ausschütten muss. Was die empfohlene Trinkmenge anbetrifft, sollten es schon 2-3 Liter am Tag sein, die du an Flüssigkeit zu dir nimmst. Wenn du begleitend zur Abnehm-Kur Sport treibst (was natürlich grundsätzlich immer zu empfehlen ist), darf es sogar ruhig noch ein bisschen mehr sein.

Schüßler Salze zum erfolgreichen Abnehmen

Mal abgesehen von den im letzten Kapitel genannten Schüssler Salzen, der Nr. 4, 9, und 10 gibt es darüber hinaus auch noch andere Salze, die das Abnehmen unterstützen können. Ihre Wirkungsweise ist ein wenig anders. Sie sind aber dennoch gerade dann, wenn man eine Diät macht und dauerhaften Gewichtsverlust anstrebt, oftmals hilfreich.

Ferrum phosphoricum Nr. 3
Falls während des Abnehmens Schwindelgefühle auftreten, könnte dieses Schüssler Salz Abhilfe verschaffen bzw. den Schwindel verhindern.

Kalium phosphoricum Nr. 5
Dieses Schüssler Salz soll die Abwehrkraft steigern, das Immunsystem stärken und den Körper beim Ausscheidungsprozess unterstützen.

Kalium sulfuricum Nr. 6
Auch dieses Salz hilft dem Körper dabei, die unnötigen Schadstoffe auszuscheiden und ihn somit zu entgiften.

Natrium chloratum Nr. 8

Weil beim Abnehmen Schlacken aus dem Körper entfernt werden, könnte Natrium chloaratum dabei behilflich sein, diese über die Nieren einfacher auszuscheiden.

Silicea Nr. 11

Dieses Salz hilft dabei, die gebundenen Säuren aus dem Körper auszuleiten.

Calcium sulfuricum Nr. 12

Sorgt dafür, dass das Bindegewebe während des Abnehmens durchlässiger gemacht wird.

Kalium jodatum Nr. 14

Hilft gegen übermäßige Lust auf Essen bzw. auf süßes.

Lithium chloratum N, 16

Auch dieses Salz hilft den Nieren beim Ausscheiden von giftigen Stoffen.

Cuprum arsenicosum Nr. 19

Dieses Schüssler Salz ist behilflich beim Ausscheiden von Schwermetallen aus dem Körper.

Selenium Nr. 26

Dieses Salz soll die Leber schützen.

Neben der oben genannten Abnehm-Kur gibt es also auch noch andere, individuelle Möglichkeiten, mit Schüssler Salzen abzunehmen. Hierüber Auskunft zu geben ist allerdings schwierig, da die genaue Kombination immer von der jeweiligen Person und deren körperlicher Verfassung bzw. Gegebenheiten abhängt. Daher solltest du diesbezüglich einen Apotheker, Arzt oder einen Homöopath befragen. Der kann dich ganz individuell beraten und dir eine Kombination zusammenstellen, die genau auf deine Bedürfnisse zu geschnitten ist. Schließlich „tickt" jeder Körper anders.

Ganz wichtig: Es kann also niemals eine allgemeingültige Empfehlung abgegeben werden und ob die Abnehm-Kur von Erfolg gekrönt ist, hängt nicht ausschließlich von der Kombination der Schüssler Salze, sondern auch noch von anderen Faktoren ab!

Wie werden Schüßler Salze angewendet?

Wie ist das genau mit der Einnahme?

Es gibt bei der Einnahme von Schüssler Salzen mehrere Möglichkeiten: Entweder werden die Tabletten einfach direkt im Mund gelutscht – das ist die wohl gängigste Form. So gelangen die Mineralstoffmoleküle aus der Tablette über die Mundschleimhaut langsam nach und nach in den Körper.

Alternativ kann auch die jeweilige Menge der Tabletten in etwas Wasser aufgelöst werden. Im Idealfall verteilt man die Tagesration auf morgens, mittags und abends. Dabei ist es wichtig, das Wasser in kleinen Schlucken zu trinken und diese eine Weile im Mund zu behalten. Auch dadurch wird gewährleistet, dass die Mineralstoffe direkt über die Mundschleimhaut aufgenommen werden.

In jedem Fall ist davon abzuraten, die Schüssler Salze unmittelbar nach den Mahlzeiten einzunehmen, da die Mundschleimhaut dann nicht aufnahmefähig genug ist.
Was die Dosierung anbelangt: am besten, du dosierst die Schüssler Salze genau so, wie es auf der Packung angeben ist. Falls du dir unsicher bist frage lieber einen Arzt, einen Apotheker oder einen Homöopath – er wird dir sicher Auskunft erteilen können.

Die Dosierung

Die Dosierung und die Potenzierung hängen immer davon ab, was du mit den Salzen erreichen willst. Die mit Abstand gängigsten Potenzierungen sind bei den Schüssler Salzen aber ohnehin D12 und D6. Die Ergänzungsmittel hingegen sind fast alle in der D12-er Potenz, was die Sache etwas einfacher macht. Bei den Schüssler Salzen gibt es für jedes Salz eine „Regelpotenz" und somit wird im Normalfall z. B. falls Salz Nummer 1 angewendet werden soll, dieses in der Regelpotenz D12 verwendet.

Was die Dosierung der Tabletten anbetrifft, so gibt es auch hier unterschiedliche Ansichten und Ansätze. Die gängigste ist jedoch die, dass pro Tag 6-10 der Tabletten eingenommen werden sollten.

Die Heiße 7

Wer schon mal mit Schüssler Salzen Bekanntschaft gemacht hat, wird ihn vielleicht schon kennen, den Begriff „Heiße 7".

Heiße 7, das bedeutet, dass du dir ein Glas mit sehr warmem Wasser füllst. Es soll so warm sein, dass du es gerade noch trinken kannst. Dann gibst du 10 Tabletten des Schüssler Salzes Nr. 7 (daher der Name) Magnesium phosphoricum hinzu und rührst mit einem Plastiklöffel mehrmals gut um (bitte kein Metall dafür verwenden!), so lange, bis die Tabletten sich vollständig aufgelöst haben. Dieses Gemisch muss nun in kleinen Schlucken getrunken werden. Durch das warme Wasser sollen die Nährstoffe noch besser vom Körper aufgenommen werden.

Klassisch bei der Heißen 7 ist zwar die Zubereitung mit dem Schüssler Salz Nr. 7 – grundsätzlich jedoch kann die Heiße 7 auch mit allen anderen Schüssler Salzen eingenommen werden. Die Heiße 7 wird vor allem dann empfohlen, wenn es sich um akute Beschwerden handelt.

Was muss man sonst noch beachten?

Generell ist es beim abnehmen – und nicht nur da – wichtig, ausreichend zu trinken. Denn bei den Schüssler Salzen handelt es sich, wie es ja der Name schon sagt, um Salze; sie versorgen dich zwar mit Mineralstoffen, erfordern aber, dass du zugleich auch viel Wasser zu dir nimmst - und am besten wirklich nur das! Wenn du abnehmen willst und immer wieder zu süßen Limonaden oder gar alkoholischem greifst, brauchst du dich nicht zu wundern, wenn es einfach nicht klappen will. Die Kalorien, die sich in Getränken verstecken, sind nämlich tückisch! Erlaubt ist neben Wasser auch ungesüßter Tee.

Während bei homöopathischen Mitteln manchmal empfohlen wird, dass man eine Zeitlang nichts trinken soll, ist diese Regel bei Schüssler Salzen nicht gültig. Getrunken werden sollte also unbedingt!

Ebenfalls ist der Verzehr von Minze (beispielsweise in Zahnpasta, Kaugummis oder als Pfefferminztee) und Kaffee ganz im Gegensatz zur Homöopathie bei Schüssler Salzen unproblematisch.

Abnehmen –
leichter gesagt als getan

Was kann man zusätzlich tun, um abzunehmen?

Dauerhaft Gewicht verlieren ist immer eine Kombination aus verschiedenen Faktoren. Einfach nur Schüssler Salze einzunehmen und auf sonst nichts achten, wird höchstwahrscheinlich nicht zum gewünschten Erfolg führen. Deswegen wäre es sinnvoll auch deine Ernährung überdenken.

Ein leidiges aber wichtiges Thema: die Ernährung

Um erfolgreich und vor allem dauerhaft abzunehmen, gehört immer auch ein Blick auf das, was du konkret an essbarem zu dir nimmst. Wenn du – mal etwas übertrieben – den ganzen Tag lang ungesundes, fettiges, süßes und Fastfood futterst und dich dazu generell sehr wenig bewegst – ja, dann ist die Sache mit dem Abnehmen möglicherweise, Schüssler Salze hin oder her, zum Scheitern verurteilt. Ein Blick auf die Ernährung lohnt sich deshalb immer. Fett macht fett – das ist eine einfache Regel, auch wenn man sie ganz so nicht stehen lassen kann: Immerhin gibt es gesunde und ungesunde Fette. Gesunde Fette sind die aus Pflanzen, allen voran alle ungesättigten Fettsäuren. Ungesund sind in der Regel gesättigte Fette aus tierischen Produkten also Butter, Sahne, Käse, Wurst, Schmalz etc.

Mit den Kohlenhydraten ist es ganz ähnlich; grundsätzlich sollte man sie nämlich nicht verteufeln. Immerhin sind Kohlenhydrate dafür zuständig, dass du Energie und ausreichend Power hast. Allerdings gibt es auch hier eine gute und eine schlechte Variante. Weißmehl und Süßigkeiten liefern dir „leere" Kohlenhydrate, die nicht lange satt machen, dafür aber langfristig dick.

Generell solltest du also, wenn du dauerhaft schlank werden und bleiben willst, darauf achten, viele hochwertige Kohlenhydrate zu dir zu nehmen (Vollkornprodukte, Vollkornreis, Hülsenfrüchte, Gemüse und Obst) und das im Idealfall morgens und mittags, weniger abends.

Fastfood, Weißmehle, Fette, Zucker und andere Ernährungssünden

Zu vermeiden sind alle Weißmehle, das bedeutet Nudeln, Pizza, Baguette, helles Brot, Kuchen... leider genau das, was die meisten Menschen eben nun mal am allerliebsten zu sich nehmen. Anfangs ist es zwar etwas gewöhnungsbedürftig, statt normaler Nudeln Vollkornnudeln zu essen und statt Weiß- mehr Vollkornmehl zu verwenden - es lohnt sich aber unbedingt. Denn in Weißmehlprodukten sind leider überhaupt keine Nährstoffe mehr vorhanden. Das heißt, sie machen dich zwar kurzfristig satt, aber kurz darauf überkommt dich erneut der Hunger.

Was den Fettkonsum anbetrifft: Generell sollte der Konsum von Fett reduziert werden. Aber das ist ja eigentlich für Menschen, die abnehmen wollen, ohnehin kein Geheimnis.

Hochwertige Öle, Avocados, Nüsse oder Samen mit wertvollen Fettsäuren wie Hanf- oder Leinsamen hingegen sind in Maßen erlaubt.

Selbst und frisch kochen ist eigentlich immer besser, als sich irgendwo auf die Schnelle Fast-Food oder einen Snack einzuwerfen.

Der Konsum von Fleisch sollte ebenfalls auf ein Minimum reduziert werden. Besser ist es allemal, frisches Gemüse, Hülsenfrüchte oder Obst zu essen. Gerade Käse und Wurst sind in der Regel viel zu fettig, zu salzig und übersäuern den Körper noch obendrein.

Vorsicht geboten ist immer bei Fertigprodukten jeglicher Art, bei Süßigkeiten natürlich sowieso. Aber auch bei Soßen solltest du vorsichtig sein. Sahnesoßen sind echte Fett-Fallen, alles Panierte und in Fett gebackene verständlicherweise ebenfalls. Mit einer Tomatensoße kannst du hingegen nicht viel falsch machen.

Vitamine, Vitamine, Vitamine!

Eigentlich ist es einleuchtend: Bei einer Diät – egal welcher – oder auch dann, wenn du erfolgreich abgenommen hast und dein Gewicht gerne halten würdest, solltest du immer möglichst viele Lebensmittel zu dir nehmen mit einer hohen Nährstoffdichte und wenig Kalorien. Sprich jene Lebensmittel, die super gesund sind, lange satt machen und zugleich wenige Kalorien haben. Auf welche Lebensmittel trifft das zu? Richtig: auf Obst, Gemüse und Hülsenfrüchte, weiterhin zumindest begrenzt auch auf Kartoffeln und Vollkornreis. Süßkartoffeln zum Beispiel haben zwar relativ viele Kohlenhydrate, sind aber super gesund und halten vergleichsweise sogar viel länger statt als normale Kartoffeln.

Weißbrot schmeckt zwar gut, ist aber nicht gesund, aus dem einfachen Grund, dass es kaum Nährstoffe enthält und weil es eben nicht aus Vollkorn ist, hast du leider schon nach kurzer Zeit schon wieder Hunger.

Gemüse hingegen kannst du fast unbegrenzt essen, da die allermeisten Gemüsesorten extrem wenige Kalorien beinhalten, dafür aber viele Nährstoffe. In Kombination mit hochwertigen Kohlenhydraten aus Vollkorn (Reis, Vollkornprodukte und Kartoffeln) oder Hülsenfrüchten (Erbsen, Linsen, Kichererbsen) kann nicht mehr so viel schiefgehen.

Und, keine Sorge: Man kann durchaus auch von Gemüse und Kohlenhydraten in Form von Reis oder Hülsenfrüchten satt werden. Wenn man Gemüsegerichte zum Beispiel mit ein paar Nüssen toppt, die zwar fettig, aber ebenfalls sehr gesund sind, ist das Gericht auch sättigend.

Ebenfalls ein Schlüssel zum Erfolg: Bewegung!

Es ist zwar nicht zwingend erforderlich zum Abnehmen, aber definitiv hilfreich, wenn du dich mehr bewegst. Sport ist natürlich ideal und sollt eigentlich dreimal die Woche eine halbe Stunde auf dem Plan stehen. Was für ein Sport das nun ist, ist eher zweitrangig – wichtig ist, dass es dir Spaß macht und zu dir und deinen Lebensumständen passt. Optimal wäre eine Kombination aus Ausdauer- und Kraftsport.

Kannst oder willst du das nicht, solltest du einfach darauf achten, dich mehr zu bewegen: Zum Beispiel die Treppe zu nehmen anstatt den Aufzug und deine Füße oder dein Fahrrad anstatt des Autos. Kleinvieh macht auch Mist! Bleib in Bewegung!

Kontinuität ist das A und O!

Also: Du wirst, wenn du wirklich abnehmen und danach dauerhaft dein Gewicht halten willst, nicht umhinkommen, deine alten Gewohnten abzulegen. Aller Anfang ist schwer! Wenn du es erst mal geschafft hast, deine Ernährung umzustellen und ein paar Pfunde loszuwerden, wirst du schnell einen positiven Nebeneffekt erkennen. Das niedrigere Gewicht wirkt sich positiv auf dein Wohlbefinden aus.

Schüssler Salze können es dir also leider nicht komplett abnehmen, ein paar lästige Kilos zu verlieren – aber sinnvoll dabei unterstützen können sie dich allemal.

**Wenn Ihnen dieses Buch gefallen hat,
so würde ich mich freuen wenn Sie es bei Amazon
positiv bewerten würden!**

Impressum

Schüßler Salze

Gesund und natürlich abnehmen

von Tiago Weiland (Pseudonym)

Autor: Athmane Guidoume Bouziani
Kontaktdaten:
Bachstr. 4
10555 Berlin
bug.gbr@gmx.de

www.ingramcontent.com/pod-product-compliance
Lightning Source LLC
Chambersburg PA
CBHW071319280526
45788CB00004B/1949